保護眼睛，防護是關鍵！

若您有以下的情況之一，請採取適當的防藍光措施！

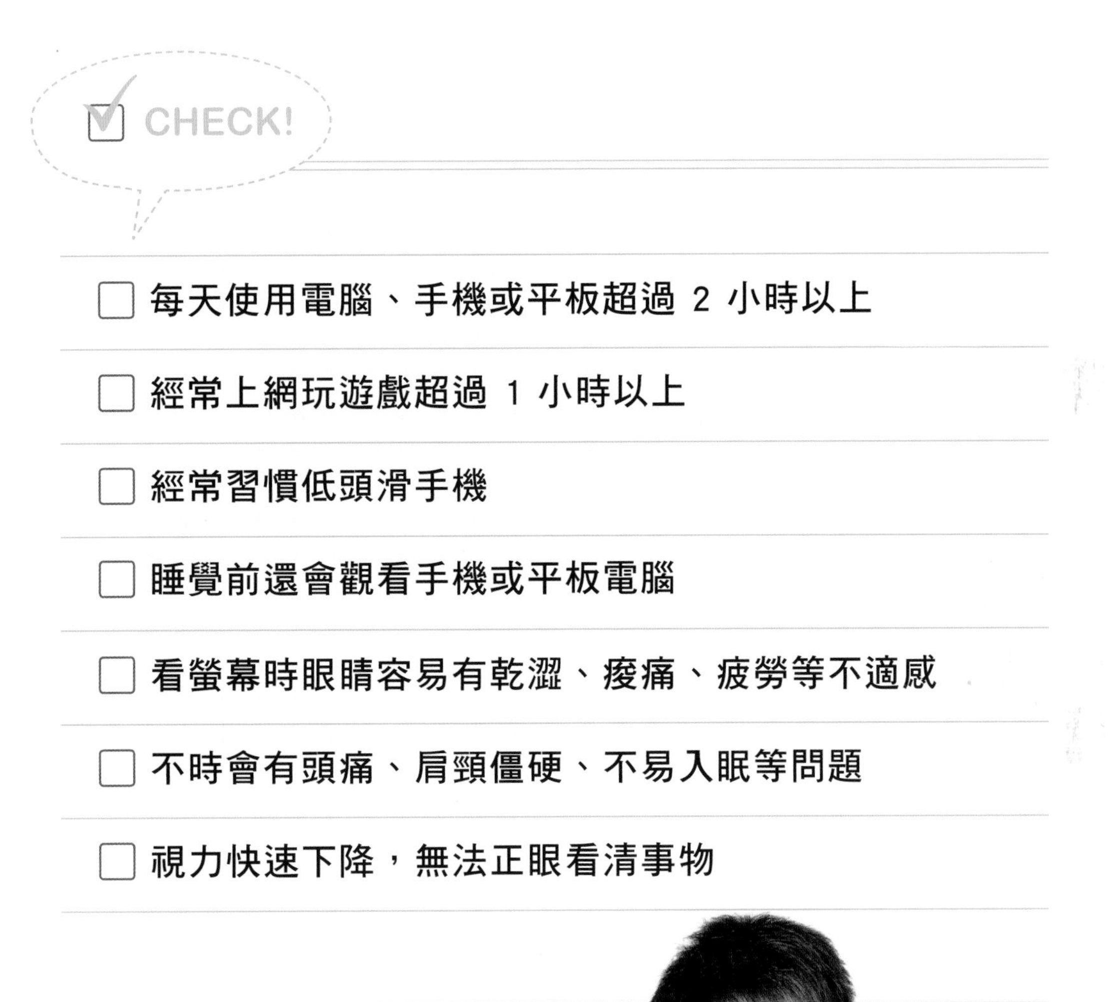

- ☐ 每天使用電腦、手機或平板超過 2 小時以上
- ☐ 經常上網玩遊戲超過 1 小時以上
- ☐ 經常習慣低頭滑手機
- ☐ 睡覺前還會觀看手機或平板電腦
- ☐ 看螢幕時眼睛容易有乾澀、痠痛、疲勞等不適感
- ☐ 不時會有頭痛、肩頸僵硬、不易入眠等問題
- ☐ 視力快速下降，無法正眼看清事物

螢幕中的藍光是造成

您**眼睛痠脹、頭痛、視力惡化**的元兇…

3C 愛眼族必備！

Flag's 專業抗藍光眼鏡

3C 產品盛行，改變了許多人的用眼習慣！上班盯螢幕、回家看電視、睡前還要滑手機...，長時間近距離觀看不僅讓眼睛加速疲勞，3C 螢幕上的直射光線更容易導致視力惡化，引發失明風險。

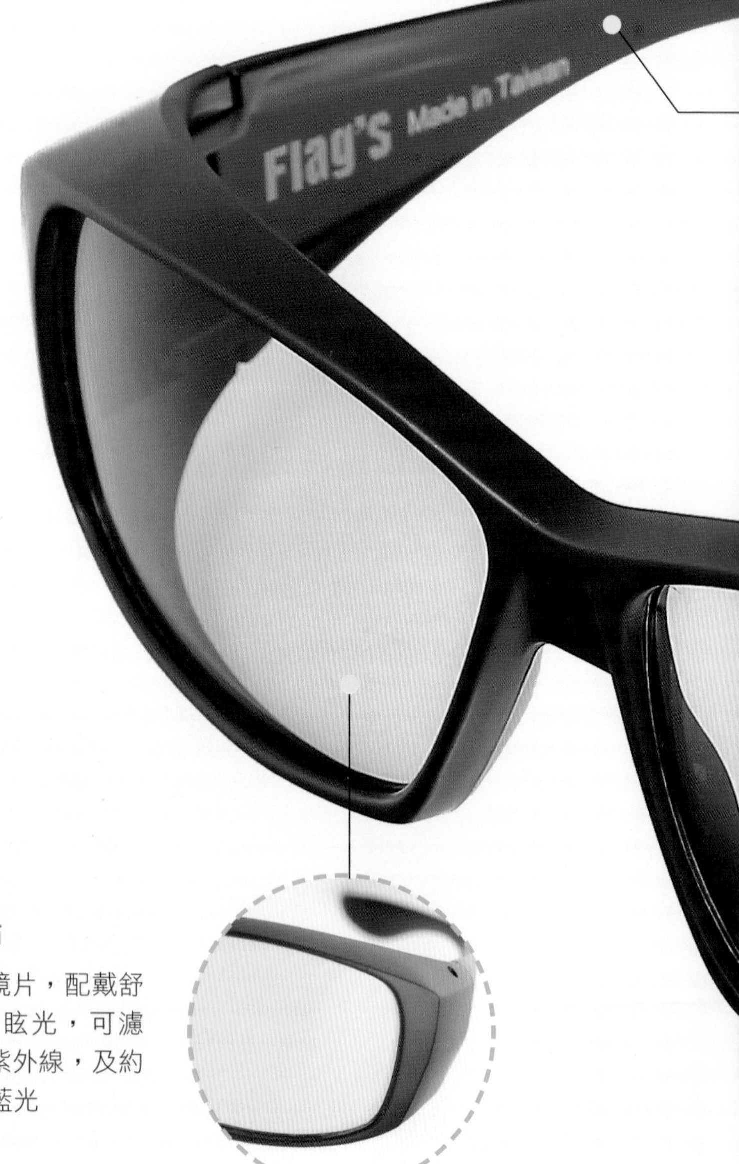

吸收式抗藍光鏡片

非一般電鍍反射式鏡片，配戴舒適不易產生反光、眩光，可濾除 99.9% 以上 UV 紫外線，及約 50% 的高能量有害藍光

無須換鏡‧可直接佩戴

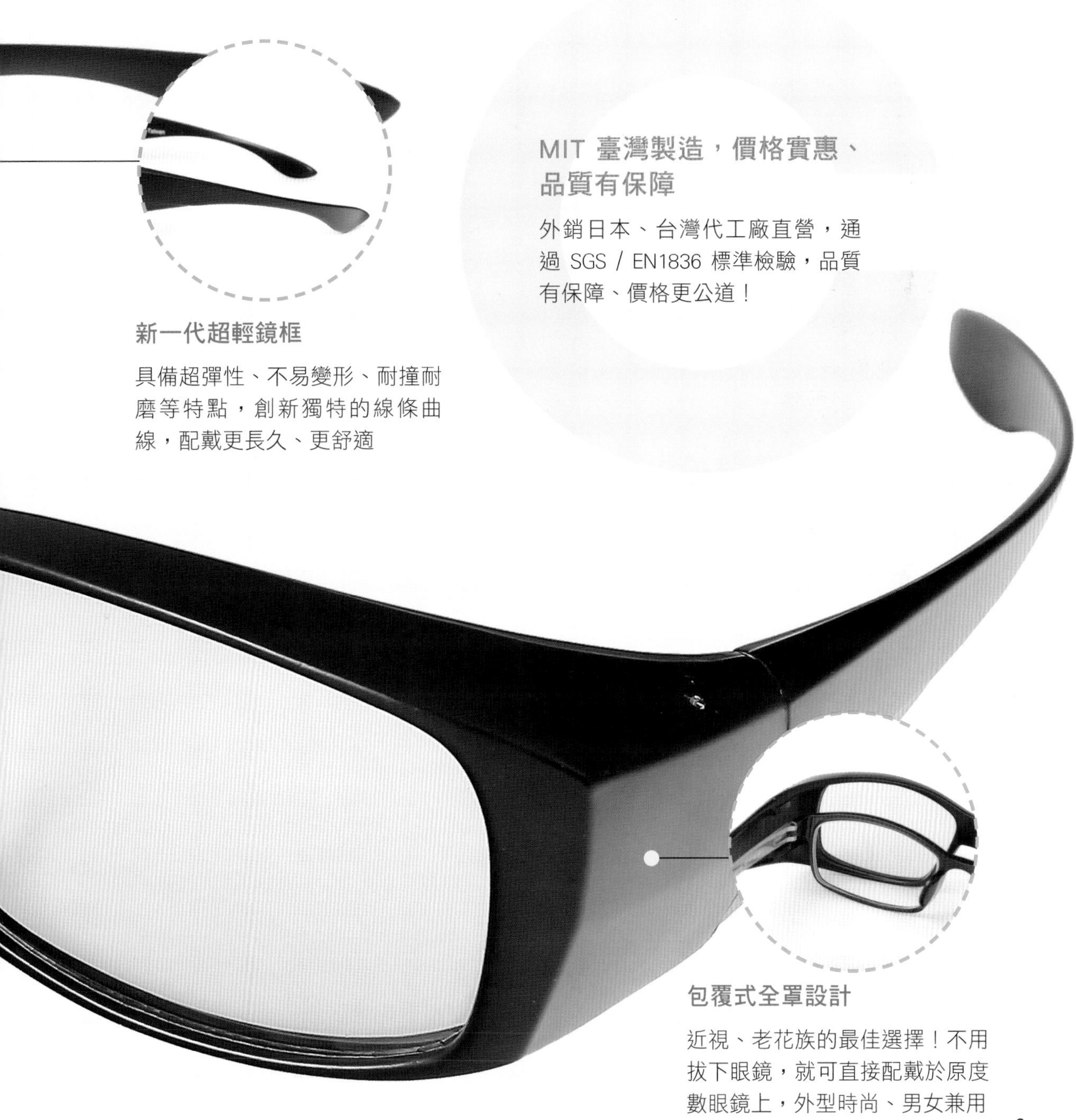

新一代超輕鏡框

具備超彈性、不易變形、耐撞耐磨等特點，創新獨特的線條曲線，配戴更長久、更舒適

MIT 臺灣製造，價格實惠、品質有保障

外銷日本、台灣代工廠直營，通過 SGS / EN1836 標準檢驗，品質有保障、價格更公道！

包覆式全罩設計

近視、老花族的最佳選擇！不用拔下眼鏡，就可直接配戴於原度數眼鏡上，外型時尚、男女兼用

平板、手機、電腦螢幕

3C 藍光有多傷眼，讓專家告訴您！

3C **科技產品盛行**，從上下班時間的公車、捷運、火車等交通工具上，許多人不時低著頭滑螢幕、玩遊戲、看影片就可見一般。但是，您知道嗎？國內外已經有醫學研究顯示，手機、平板、電腦等 3C 螢幕會產生大量的藍光（400 ～ 500nm)，這些光線過多且比例失調，無形間加重了對眼睛的傷害。

何謂「藍光」(Blue Light)？

這裡的**藍光**跟所謂的『藍光（Blu-ray）光碟』大不相同，專指在人眼可視的可見光線中，波長最短（約 400~500nm)、能量最高的『有害藍光』，它可直接穿入眼球最深處的視網膜中心，一旦眼睛長時間在藍光的 "燒灼" 下，就會引起視網膜的黃斑部病變 (Macular Degeneration)，進而導致失明風險！

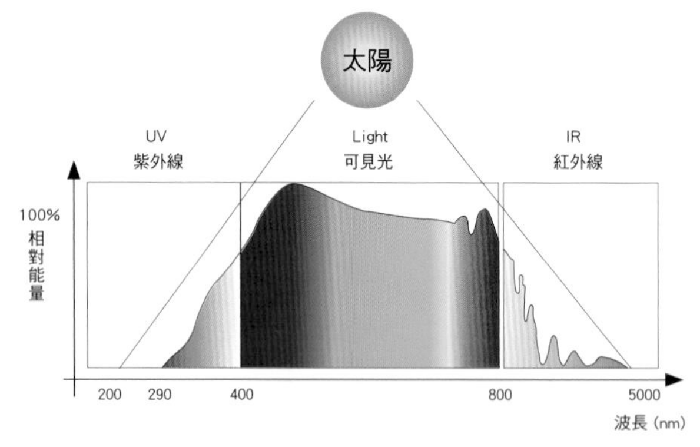

光線分為可見光與不可見光，其中紅外線 (IR) 和紫外線 (UV) 屬不可見光，而平常可見的紅橙黃綠藍靛紫光則屬於可見光

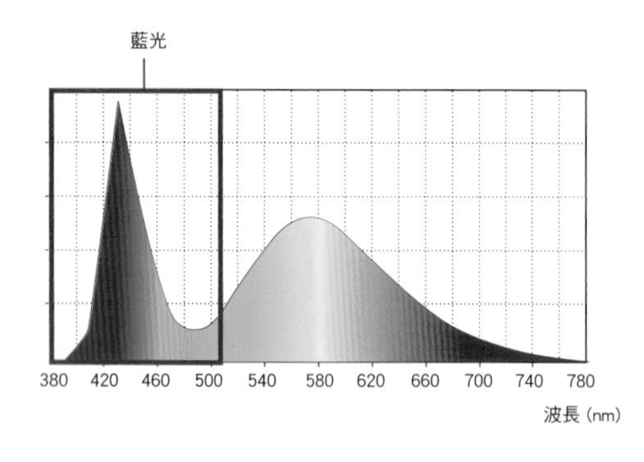

這是許多 3C 螢幕及 LED 照明的光譜樣本，可看出最靠近紫外線的高能量藍光比例異常的高

藍光對眼睛的危害

深感 3C 螢幕傷眼，任職於新竹國泰醫院眼科主任的陳瑩山醫師就指出，由於藍光的波長較短、頻率較高，能量相對也高；也就是說，藍光是可見光中能量最高、最活躍的部份，感光細胞若長時間接受藍光的照射，就會因為氧化作用所產生的自由基，使得視網膜細胞受到傷害，最後導致視網膜的『黃斑部病變』。

黃斑部：視網膜的視力中樞

黃斑部位於眼球正後方（與瞳孔正對）的視網膜中心，是視覺最敏銳的部位；由於它內含有人體內最高量的黃色素（即葉黃素）而略呈黃色，故稱之為黃斑部。

雖然黃斑部的面積並不大（直徑約 5.5mm），但卻是視神經細胞最高度密集的區域，幾乎可和人眼的視力畫上等號；一旦黃斑部受損，輕則視物不清、模糊，嚴重者將導致視力喪失。

阿姆斯勒方格表（AMSLER GRID）

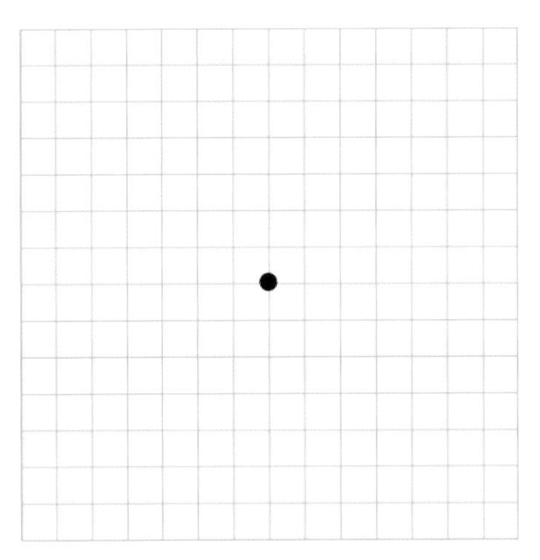

您可以做以下的簡單自我測試：用手遮住其中一眼，接著注視表格中心，檢視線條是否有彎曲或變形（有近視或老花者，請先戴上原有眼鏡進行測試）

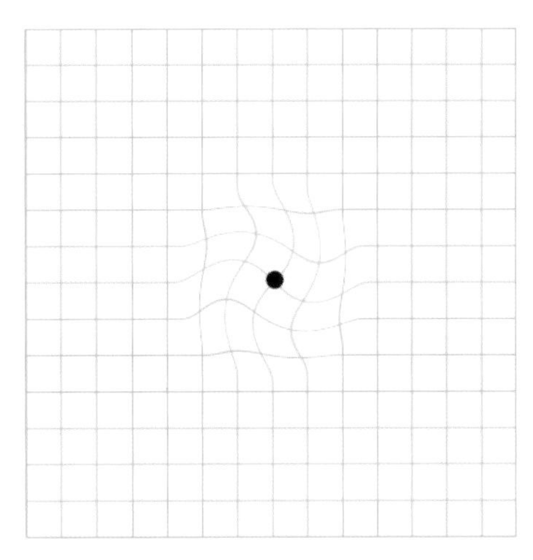

若發現方格表中心出現空缺或曲線，就可能是眼底出現毛病的徵兆，請儘快找眼科醫生作詳細檢查

正常視覺

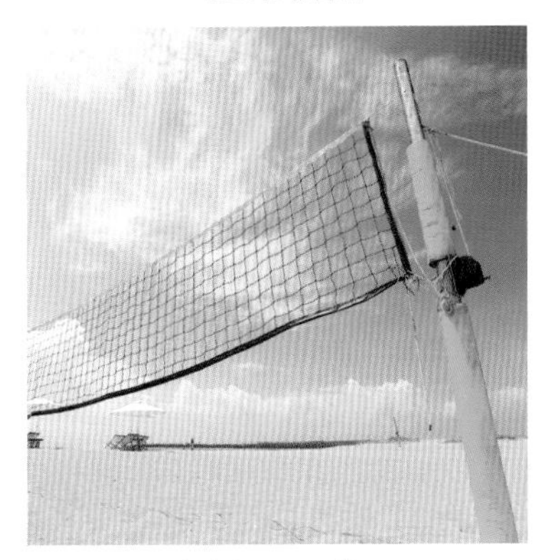

中心視野正常

黃斑部 輕度受損

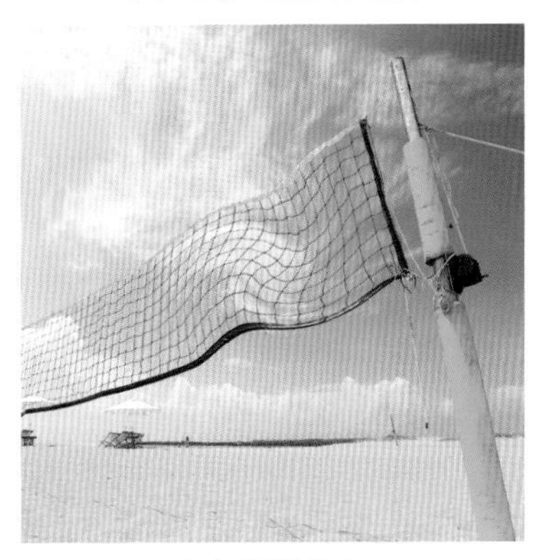

中心視野扭曲

黃斑部 嚴重受損

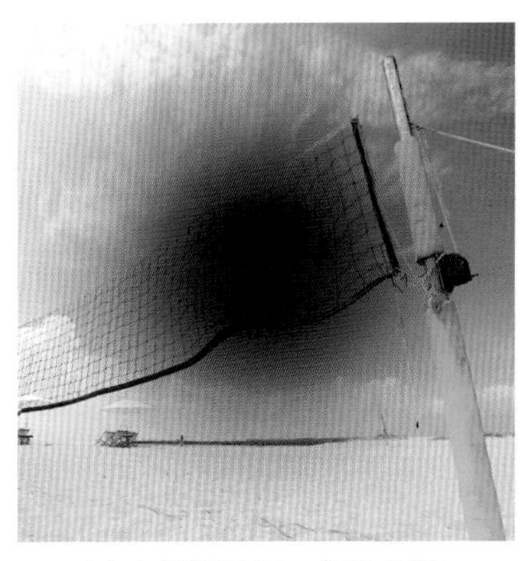

中心視野缺損、無法視物

文圖／新竹國泰醫院眼科主任　陳瑩山醫師

陳瑩山醫師 Facebook：https://www.facebook.com/AShanGeBaoMaZi
陳瑩山眼科醫師醫療網：http://www.dreye.net.tw/
聯絡信箱：dreyenet168@gmail.com

被藍光**暗傷**

千萬別「**人未老，眼先衰**」！

眼睛是靈魂之窗，但隨著智慧型手機、平板電腦的普及與流行，現在人手一機，可看到許多人都在當『低頭族』，滑螢幕、玩遊戲、看劇片、傳訊聊天…；眼睛不但無法休息，反而更加重視力負擔，也難怪如今許多人掛眼科門診，一問之下全是滑手機、滑平板的重度使用者。

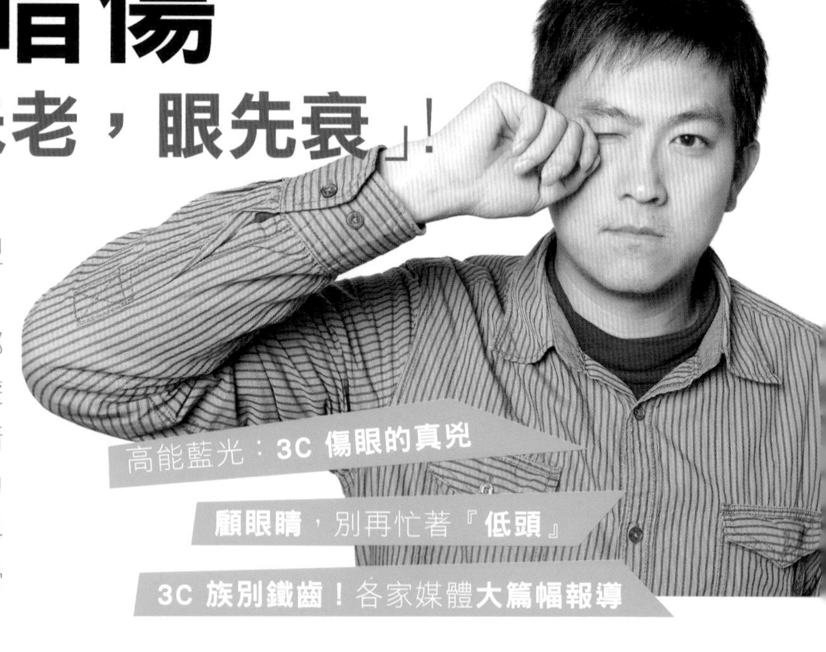

高能藍光：**3C 傷眼的真兇**

顧眼睛，別再忙著『**低頭**』

3C 族別鐵齒！各家媒體**大篇幅報導**

高能藍光：3C 傷眼的真兇

在藍光傷眼的新聞逐漸被媒體披露以來，還是有不少民眾認為這些太過譁眾取寵、有過於誇大之嫌。但編輯部在上下班實際探訪了幾種交通工具，如捷運、客運、公車、火車等，發現大部分人根本無視於車內照明及行進間的晃動，依舊勤當『低頭族』、『滑滑族』，臉上照映著手機或平板所發出的光線，只能用一個 "藍" 字形容阿！

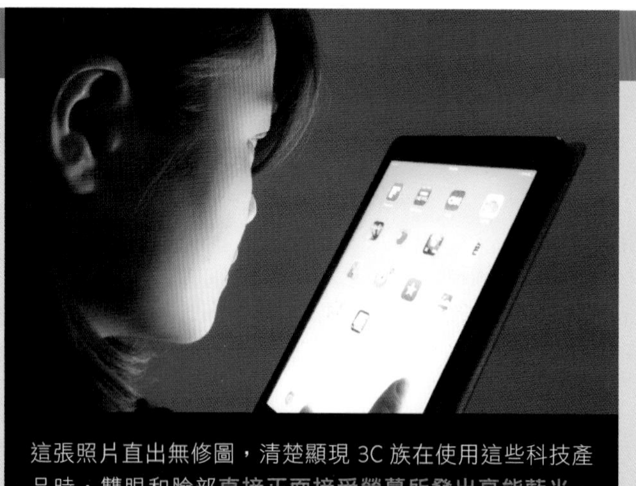

這張照片直出無修圖，清楚顯現 3C 族在使用這些科技產品時，雙眼和臉部**直接正面接受螢幕所發出高能藍光**，您，是否還無視於藍光的侵蝕？

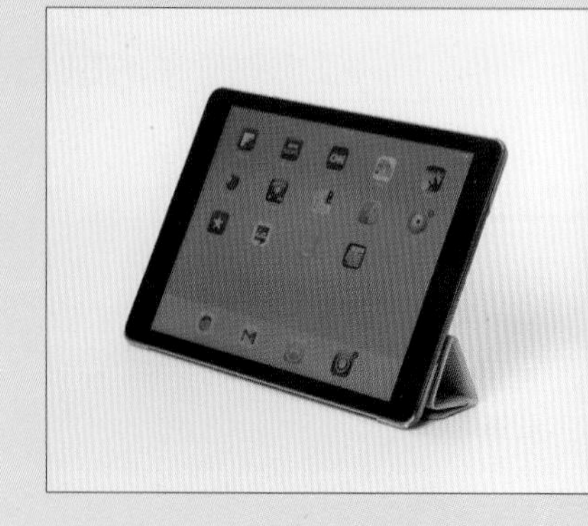

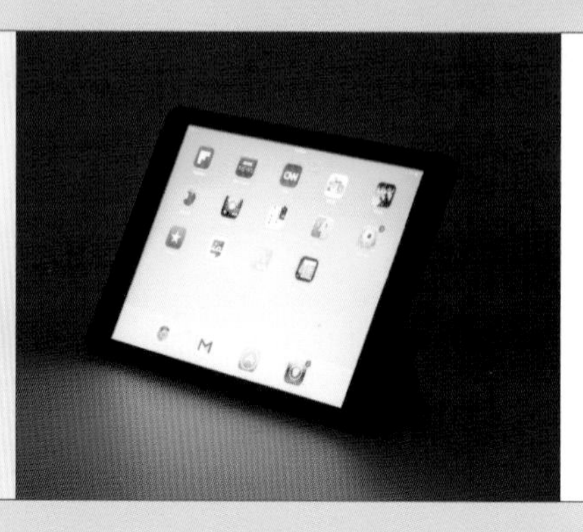

編輯部再度實證，以一台平板電腦來模擬使用者在不同光源環境下觀看螢幕的效果。

結果相當驚人，當光源明亮充足 (左圖) 時，人眼感知到的螢幕亮度較正常；但當編輯部模擬夜間、臥室內的環境 (右圖) 時，螢幕亮度變得更鮮明，而發散出來的藍光也格外明顯。

顧眼睛，別再忙著『低頭』

對此，陳瑩山醫師就曾撰文指出，目前因重度使用智慧型手機 / 平板電腦而就醫的患者，已經成為眼科就醫族群的大宗，究其原因主要是因為：

* **螢幕較小**：螢幕小、字體就更小，特別是要在捷運或公車等移動環境中看清楚字體或影像，眼睛當然倍感吃力。
* **目視距離更近**：比起看電視約 1 ~ 2 公尺、看電腦約 50 公分、看報紙約 30 公分的距離，平板 / 手機卻須拿近到 15 ~ 20 公分才能看得清楚；此時雙眼得更 "用力" 對焦，將導致眼睛睫狀肌的過度使用，眼睛自然更容易疲勞、痠痛。
* **長時間使用**：手機與平板的易攜性，讓很多人直接用來取代電腦或電視，加上各式各樣的 Apps 與即時通訊功能，不知不覺之間就很容易超時使用，眼睛不但無法獲得充分休息，反而加速『過勞死』。
* **強光直射入眼**：這是最嚴重、但也最容易被輕忽的問題。雖然手機、平板的光照度沒有電腦或電視螢幕強，但前者因為手持距離近，光線幾乎是『直射入眼』。

更嚴重者，若是在照明不足或昏暗環境下使用這些 3C 產品，瞳孔為了接收更多光線而放大，且此時螢幕和環境的明暗反差加大，直射入眼的藍光只會讓視力更雪上加霜。

文／新竹國泰醫院眼科主任　陳瑩山醫師

文章僅作視力保健資訊之宣導與參考，不影射商品及療效。

陳瑩山醫師 Facebook：https://www.facebook.com/AShanGeBaoMaZi
陳瑩山眼科醫師醫療網：http://www.dreye.net.tw/
聯絡信箱：dreyenet168@gmail.com

3C 族別鐵齒！各家媒體大篇幅報導

目前已經有愈來愈多的人注意到高能量有害藍光對眼睛的傷害，加上最近陸續傳出多個病診案例，都在在顯示出抗藍光對保護眼睛的重要性。

頻繁用電腦手機，女眼黃斑部出血

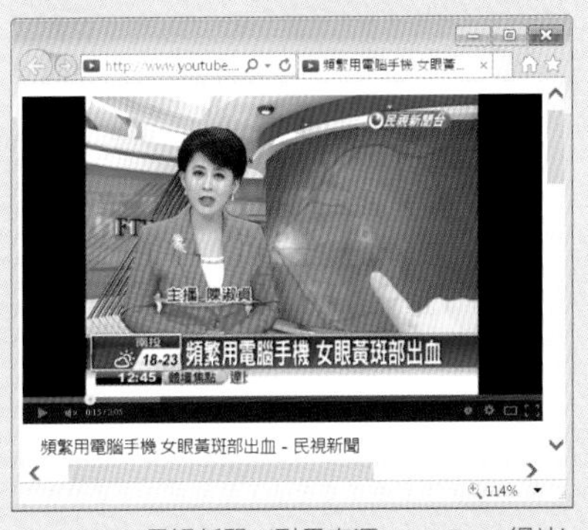

2014.01.26 民視新聞（引用來源：YouTube 網站）

長期過度用眼睛的結果，結果竟然黃斑部病變出血，如今自費治療得花十幾萬，還不一定能完全恢復

玩手機眼過勞！國中生"失明"40分鐘

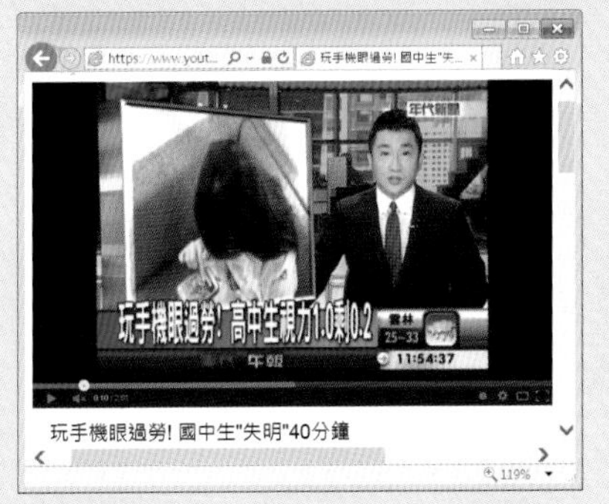

2013.07.17 年代新聞（引用來源：YouTube 網站）

許多學生都以玩手機遊戲來當作消遣的方式，但一名男學生卻因此罹患眼睛過勞死，視力從 1.0 掉到了 0.2

3C 族要小心！長時間盯著螢幕當心失明

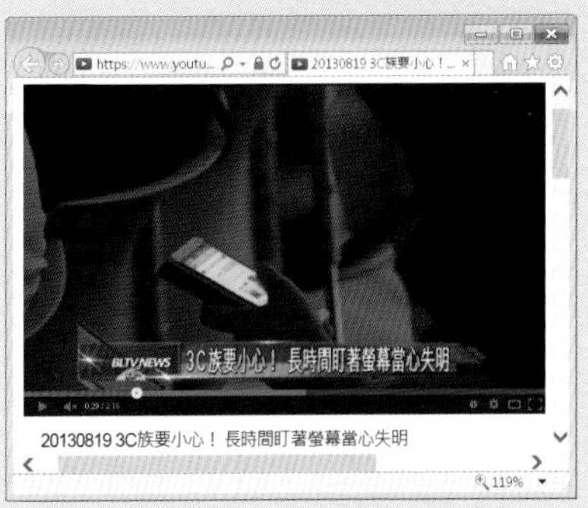

2013.08.18 人間衛視（引用來源：YouTube 網站）

醫師表示，求診病患多數人每天大量使用 3C 產品，其螢幕所散出的藍光長時間慢性刺激眼睛，最後導致黃斑部病變、甚至失明。

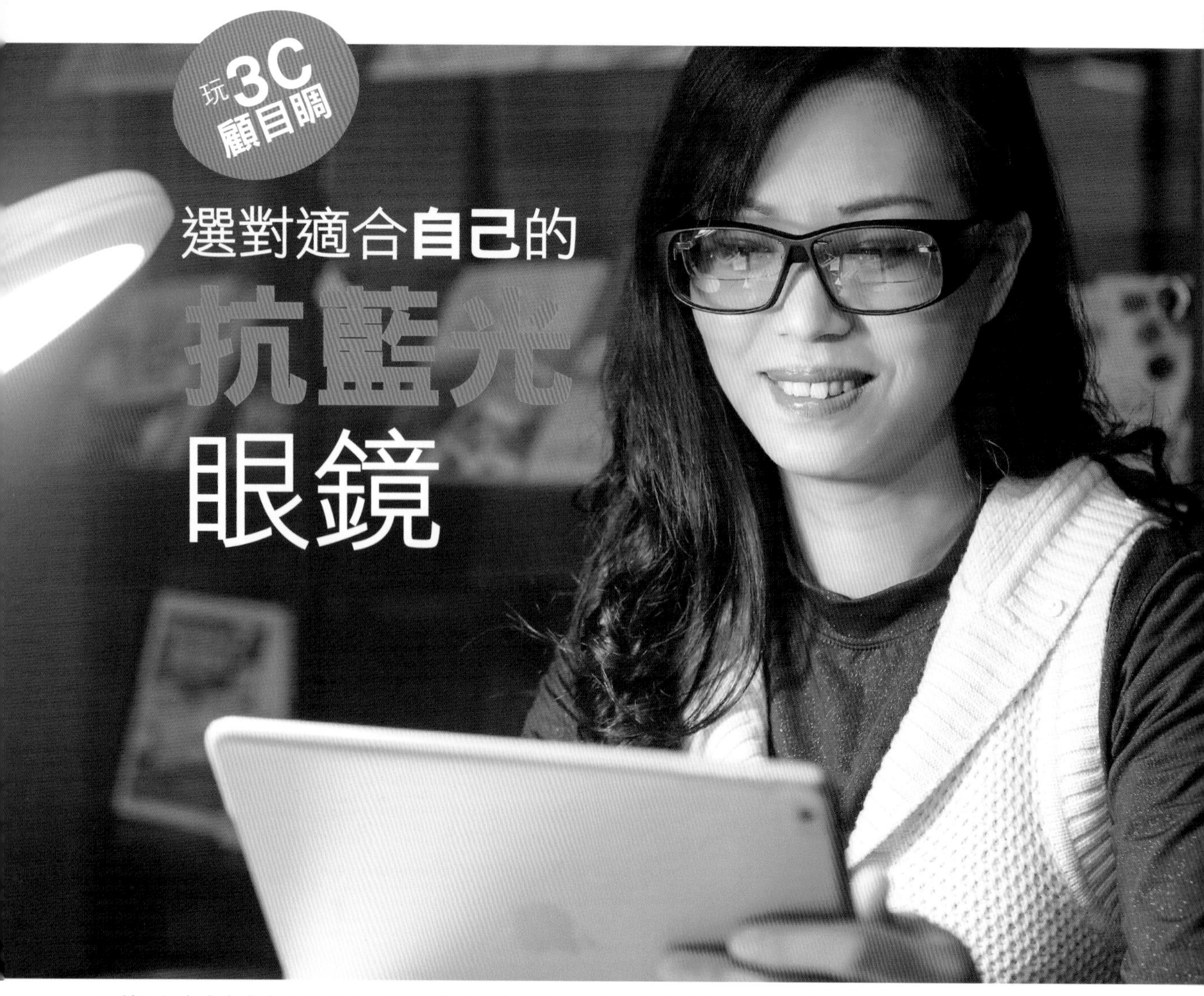

選對適合自己的抗藍光眼鏡

目前已經有愈來愈多人注意到 3C 藍光對眼睛的傷害，市面上也開始流行各種抗藍光產品，但抗藍光眼鏡價差大，效果也差很大，究竟該如何選，才不會當冤大頭？

完整實測！防 UV、抗藍光效果

為了讓讀者感受抗藍光眼鏡的實際效果，編輯部特別用一個市面上常見的驗鈔燈來試驗。一般驗鈔燈的原理，是利用紫外線來檢查鈔票中有無特定的防偽識別（如防偽絲、防偽線），但紫外線屬於不可見光、對人體有危害性，故多會加入可見光範圍的藍紫光，這正好可用來檢測抗藍光眼鏡所宣稱的效果。

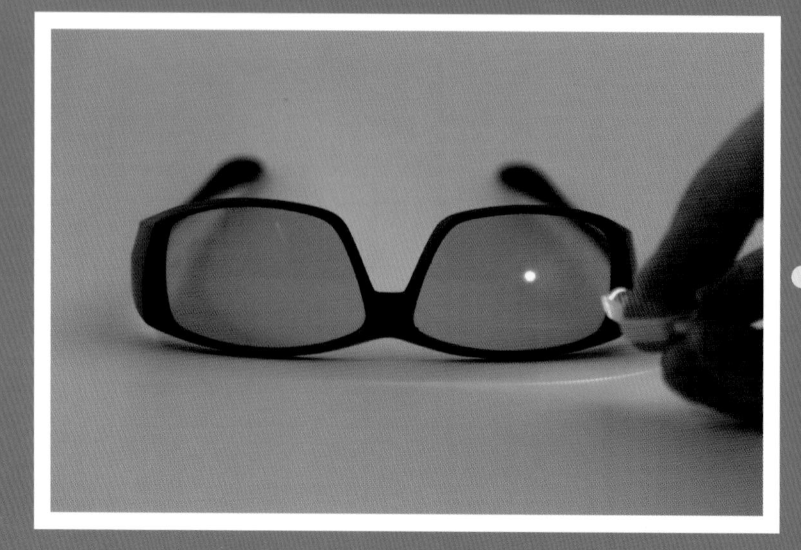

條件 1

能阻斷多少的有害藍光

抗藍光眼鏡最主要的功能，就在於它的**藍光阻隔率**。前面曾提過，3C 螢幕會發出較多的高能量藍光，所以能濾掉多少比例的有害藍光（400~500nm），就是挑選上的重點。

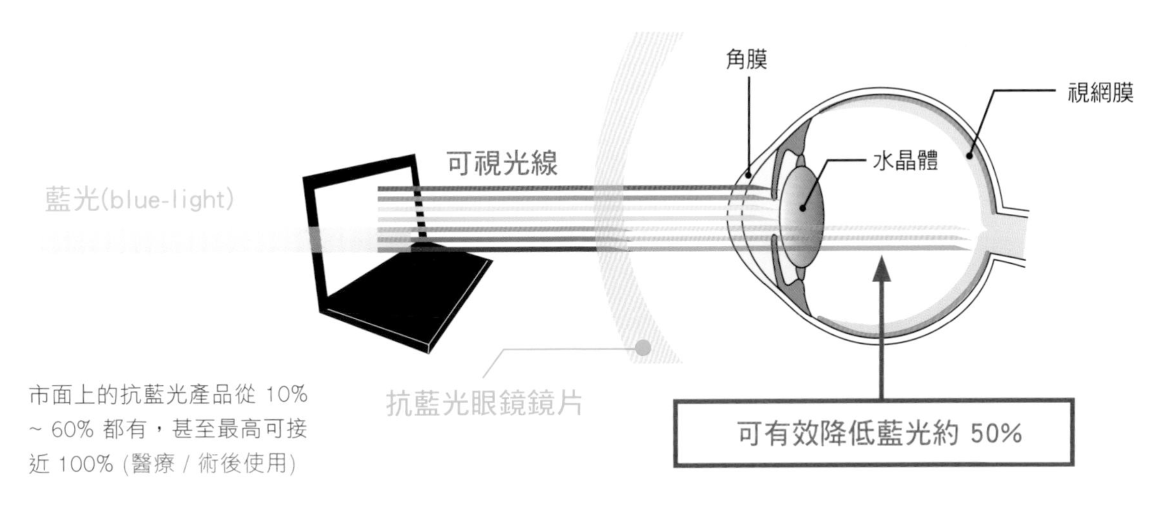

市面上的抗藍光產品從 10% ~ 60% 都有，甚至最高可接近 100%（醫療 / 術後使用）

由於抗藍光眼鏡會擋掉有害藍光，故鏡片會呈現淺黃或淡茶色（運用色光互補的原理），阻斷藍光的比例愈高、鏡片顏色會愈深。雖然有人會質疑擋藍光比例愈高的眼鏡色偏嚴重，或戴上後視線變暗；但鏡片愈接近透明（抗藍光的 % 較低），雖然視覺感較自然，但抗藍光的效果同樣也不顯著。

為了探討抗藍光比例和視線感之間的差異感受，編輯部特別網羅了目前市面上常見的產品來實際體驗。結果發現，戴上後『最有感』的眼鏡，是**約可過濾 40~50% 藍光**的產品，也是實際效果最好、視線最柔和舒適的比例。

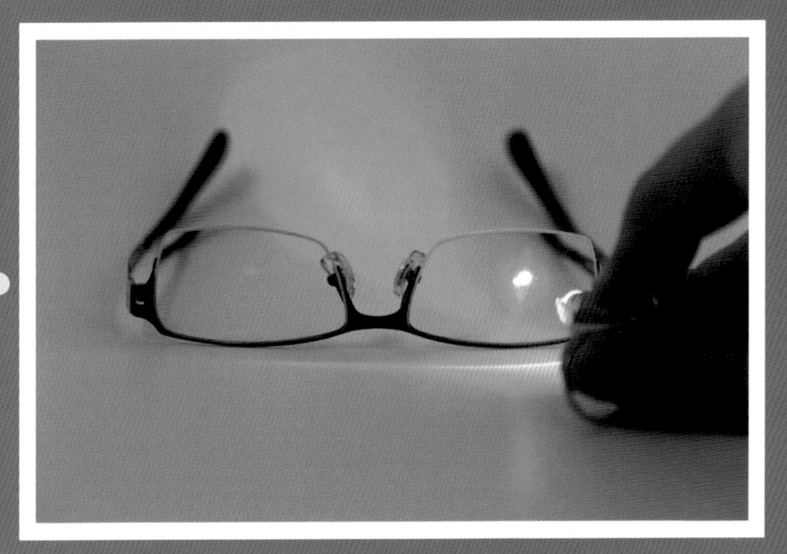

一般眼鏡族所配戴的度數眼鏡（右圖），雖然同樣具備抗 UV 紫外線的功能，但並無法阻擋能量最接近紫外線的藍紫光。而在抗藍光眼鏡（左圖）方面，除了同樣有防紫外線功能外，近 50% 藍光阻隔率的鏡片也能有效阻擋有害藍光

條件 2

吸收式 vs. 反射式鏡片

目前抗藍光眼鏡所使用的技術，分成吸收式(染色型)和反射式(鍍膜型)等 2 種。其中，吸收式鏡片最主要的特點，就是過濾藍光效果較佳，顏色多以淡黃、淡茶色較能被大眾接受；至於反射式鏡片則是以鍍膜方式將外界的藍光反射回去，所以若從鏡片正面來看，就會發現上面有一層明顯的藍色反光。

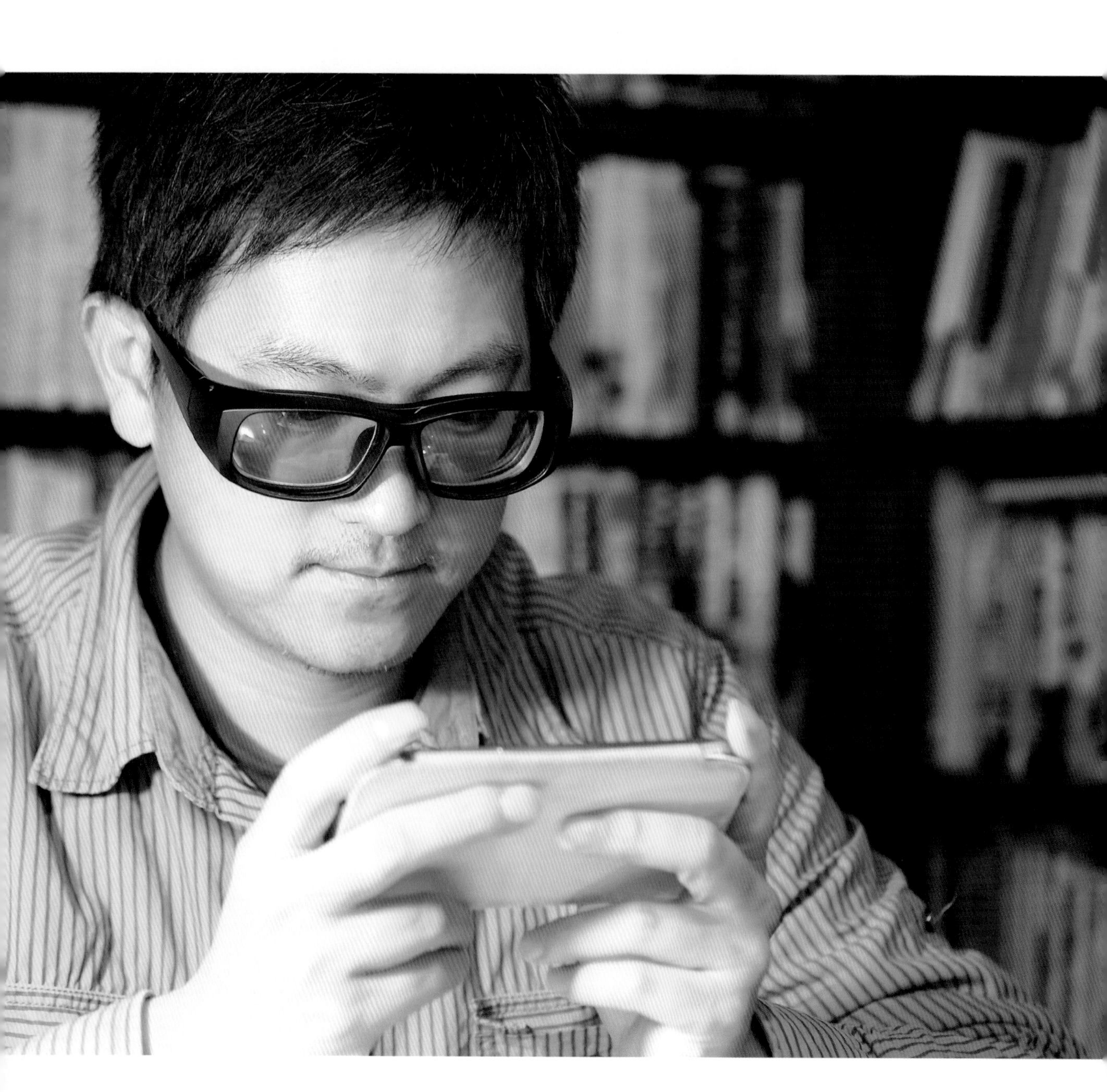

吸收式鏡片

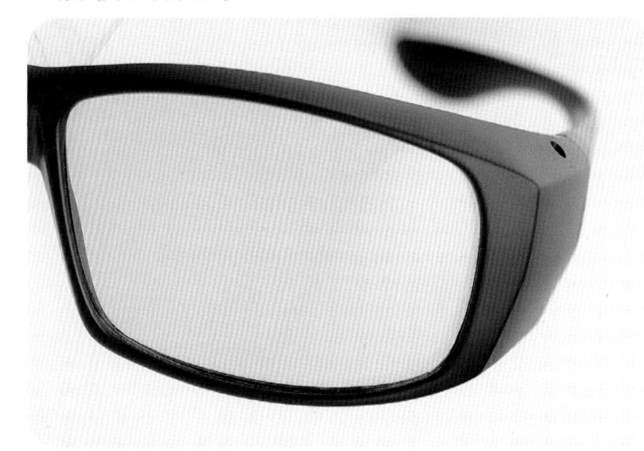

吸收式鏡片的鏡面顏色一致，不易產生眩光或反光，阻擋藍光的效果較佳

反射式鏡片

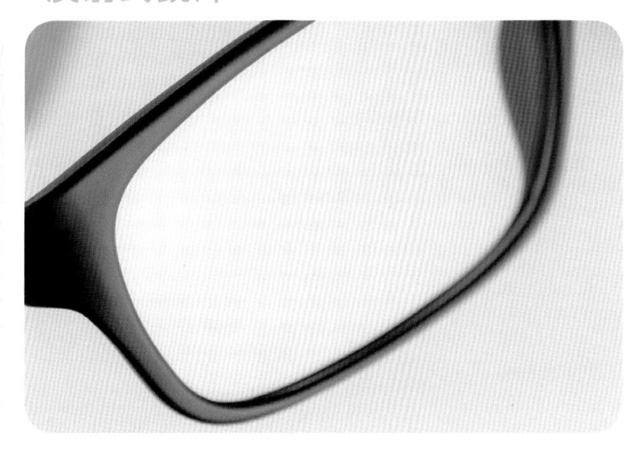

反射式鏡片則是以鏡片透明無色差取勝，但容易在鏡片內產生曬光，阻隔藍光的效果不若明顯

小心！買到劣質假貨 無益更傷眼睛

3C 產品夯、藍光更傷眼，愈來愈多人重視預防藍光的傷害，這也讓各種抗藍光產品紅透半邊天，但其中不乏有少數無良廠商，將一般的黃色鏡片當作抗藍光眼鏡販售；消費者配戴後不僅對防藍光、護眼睛無任何功效，過度的色偏和不適感反而有害眼睛健康，特別是現今許多人都是從網路上 "挖寶" 的『宅經濟世代』，下單前請務必三思而行，以免上當又受氣！

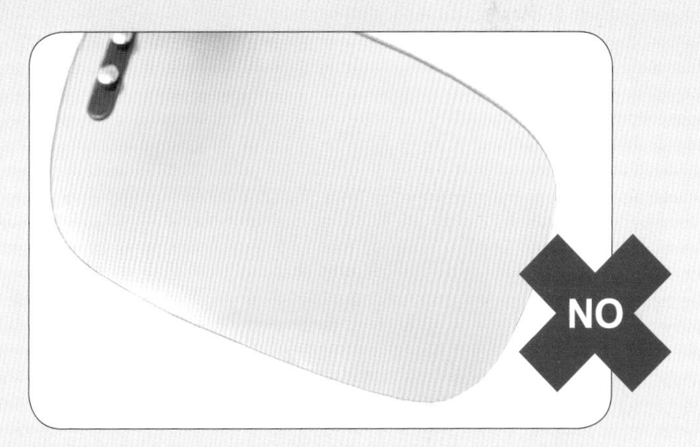

編輯部在找尋各款抗藍光眼鏡時，也意外踩到 "大地雷"！這個宣稱可抗藍光、抗輻射、抗 UV 的眼鏡，其實只是個一般的『有色眼鏡』；黃色的鏡片不僅染色不均，鏡片表面上宣稱的藍光鍍膜也不明顯

條件 3

近視者的福音 免配鏡直接戴

事實上，臺灣的近視人口比例高居世界第一（根據一份在 2013 年所做的調查，臺灣近視人口約 1,000 萬，接近總人口數的一半），這些眼鏡族該如何防藍光呢？以市面上的產品來說，一般的平光型眼鏡並無法直接使用（因為沒有度數），所以許多人都是去買『夾片型』的抗藍光眼鏡，但這種產品是夾附在原本的度數眼鏡上，容易造成視線中央被阻擋（出現黑線條）、需拿下度數眼鏡來取或戴、夾條容易刮傷原度數鏡片、…等。

為了能讓廣大的眼鏡族群也能輕鬆抗藍光，我們推出了 **Flag's 專業抗藍光眼鏡**，它採用了包覆式的全罩設計，您無須另配眼鏡、就可直接套在近視（老花）眼鏡外面；另外，夾片式夾上要取下眼鏡，拿下夾片也要取下眼鏡，相對於全罩款設計，想戴就戴、自由隨意，真的方便太多了！

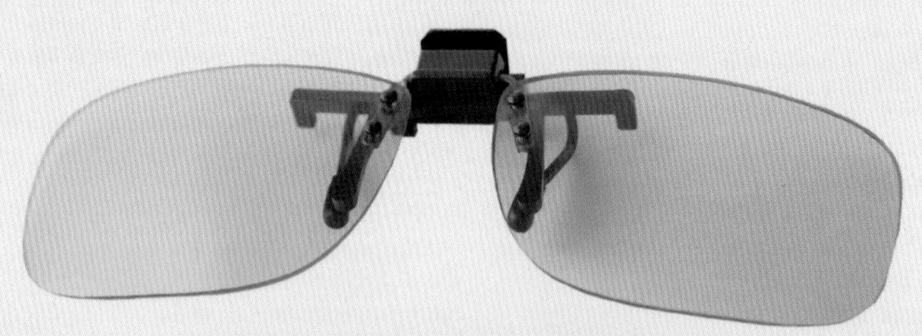

這是市面上可買到的夾片式抗藍光鏡片

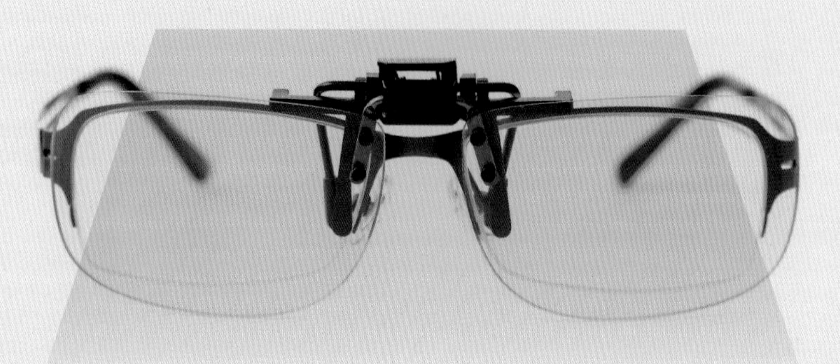

戴上度數眼鏡後的視野模擬，可看出視線中心將被 2 個夾條所遮擋，而夾條也容易在取戴之間將度數鏡片刮傷

眼鏡族抗藍光的最佳選擇，可直接套掛於原度數眼鏡外面，也不用換掉原有的眼鏡，是原本就戴著近視 (老花) 眼鏡的朋友解決 3C 藍光危害的完美方案

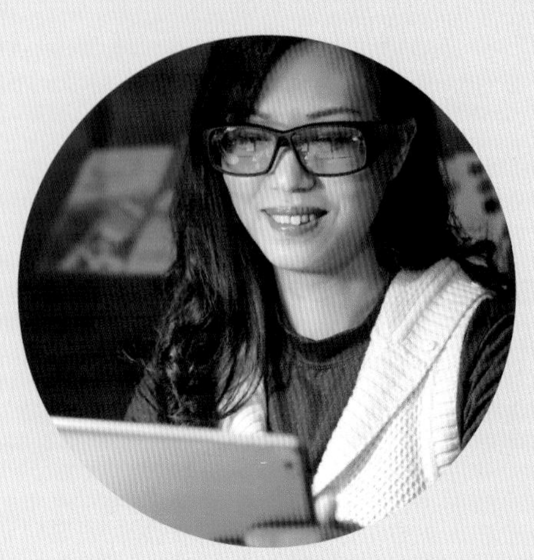

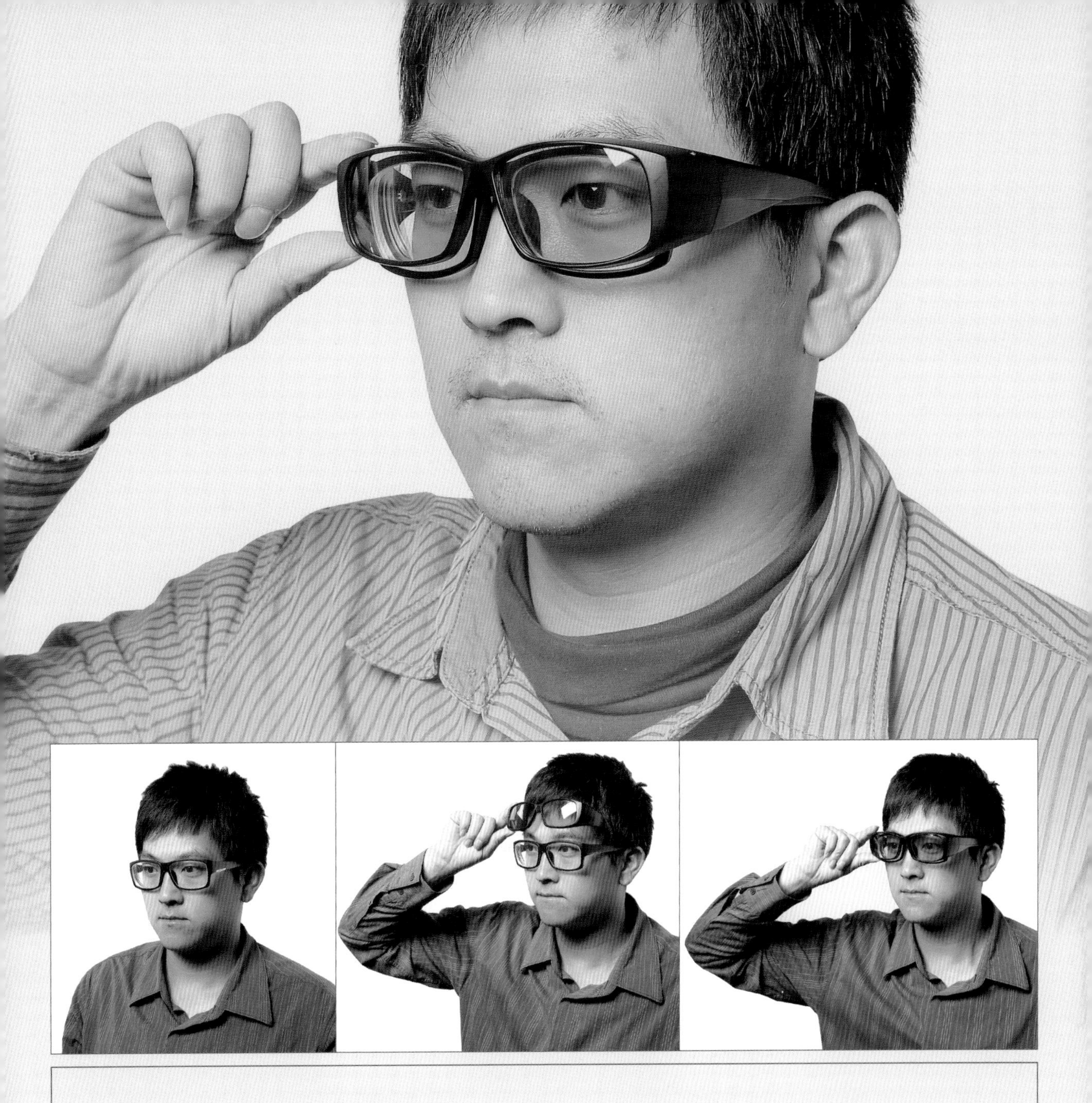

眼鏡外面再套眼鏡，配戴方便嗎？戴著舒服嗎？會不會很重？

許多沒戴過的消費者可能會有這樣的顧慮和疑問，本產品經使用者實際配戴與多次改良，不僅輕巧、時尚、美觀，更加實用。眼鏡族們不用再花上千元去替眼鏡重新鍍膜，也不用只能挑選夾片式的鏡片，這絕對是您的最佳選擇。

① 配戴方便，可單手套上或取下，不用時還可將眼鏡提至額頭上，要用時拉下來就 OK 了。

② 配戴後再看 3C 產品，會覺得光線柔和、清晰，視線變得非常舒服，眼睛不易痠痛疲勞。

③ 重量感或許有所增加，但實際感覺不明顯，久戴之後也不會覺得是在戴 2 個眼鏡。

④ 本產品採常規尺寸，市面上 99% 的光學眼鏡（近視 / 老花）都可以套掛配戴。

公正單位權威檢測，品質有保證

SGS 測試檢驗報告

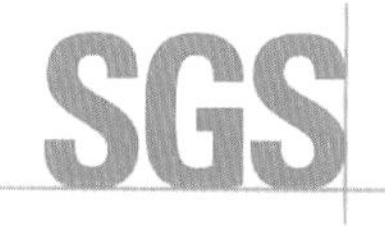

TEST REPORT

Mechanical & Hardgoods Lab.

報告編號： YA20002/2014
頁　　數： 2 of 3

測試結果

1. 藍光穿透率(Solar Blue-Light Transmittance)

測試樣品名稱	波長範圍	藍光穿透率	
		左鏡片	右鏡片
濾藍光眼鏡	380nm ~ 500nm	52.59%	51.91%

2. 可見光穿透率(Luminous Transmittance)

測試樣品名稱	波長範圍	可見光穿透率	
		左鏡片	右鏡片
濾藍光眼鏡	380nm ~ 780nm	72.10%	70.94%

3. 紫外線穿透率(Solar UV Transmittance)

測試樣品名稱	波長範圍	紫外線穿透率	
		左鏡片	右鏡片
濾藍光眼鏡	280nm ~ 380nm	0.11%	0.06%

4.各波長(以每 10nm 為間隔)穿透率光譜圖

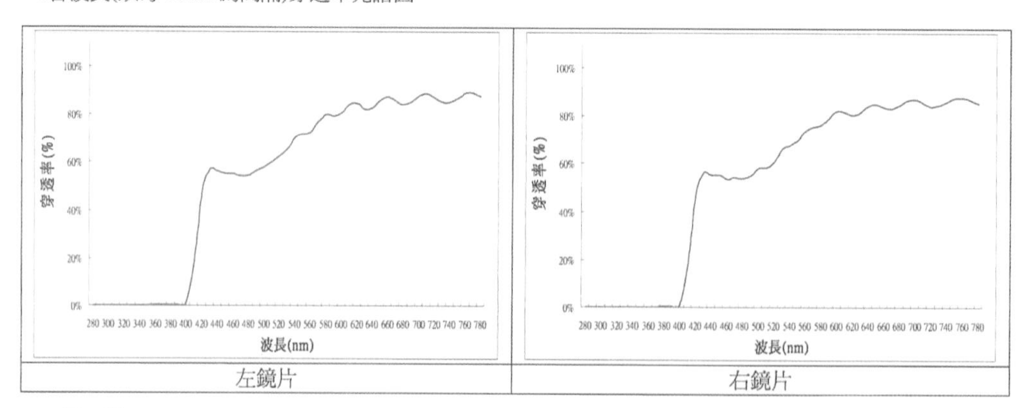

左鏡片　右鏡片

--- 下一頁 ---

Flag's 專業抗藍光眼鏡經 SGS 測試 (報告編號：YA20002/2014) 檢驗，是唯一通過「藍光穿透率」、「可見光穿透率」、「紫外線穿透率」等多項檢測之商品

眼鏡工業同業公會檢驗報告

14:39:17 Tuesday, January 28, 2014 Page 1/1

TAIWAN SPECTACLES INDUSTRY ASSOCIATION
2ND FL., NO. 206, SEC. 2 MIN CHUAN E. ROAD, TAIPEI, TAIWAN, R.O.C.
tsia.tsia@msa.hinet.net
TEL: 886-2-2505-7583 FAX: 886-2-2507-0260

Sunglasses Certification Report

Standard: EN 1836:2005 (A1:2007)

Sample Name: 抗藍光鏡片
Company: FLAG PUBLISHING CO., LTD.

Item	Value	Requirement	Result
Filter Category	1		
Luminous Transmittance Tv	71.61%	43% - 80%	PASS
Q, Red	1.15	>= 0.80	PASS
Q, Yellow	1.09	>= 0.80	PASS
Q, Green	0.93	>= 0.60	PASS
Q, Blue	0.89	>= 0.40	PASS
Tmean (280 - 315nm)	0.00%	<= 7.16% (0.1Tv)	PASS
Tmean (315 - 350nm)	0.00%	<= 71.61% (Tv)	PASS
Tmin (500 - 650nm)	57.68%	>= 14.32% (0.2Tv)	PASS
Tsuva (315 - 380nm)	0.00%	<= 71.61% (Tv)	PASS
Tsuvb (280 - 315nm)	0.00%		
Tsuv (280 - 380nm)	0.00%		
Tsb (380 - 500nm)	52.45%		

Transmittance Spectrum

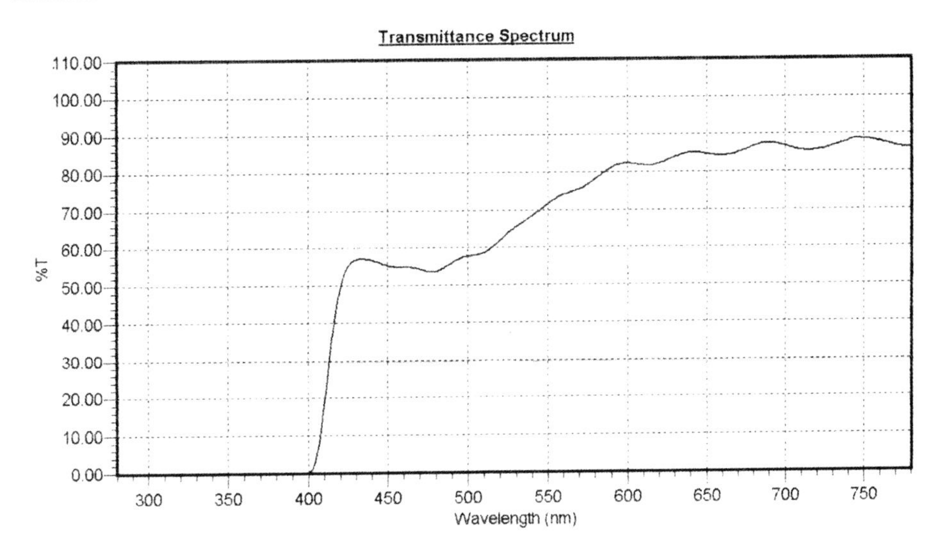

Spectrum Data:

nm	%T	nm	%T	nm	%T	nm	%T	nm	%T	nm	%T	nm	%T	nm	%T
280	0.000	290	0.000	300	0.000	310	0.000	320	0.000	330	0.000	340	0.000	350	0.000
360	0.000	370	0.000	380	0.000	390	0.000	400	0.260	410	17.877	420	48.829	430	56.868
440	56.717	450	55.253	460	54.684	470	54.232	480	53.597	490	55.951	500	57.685	510	58.551
520	61.857	530	65.514	540	68.388	550	71.549	560	74.027	570	75.547	580	78.127	590	81.153
600	82.164	610	81.722	620	82.172	630	83.912	640	84.982	650	84.626	660	84.193	670	85.072
680	86.651	690	87.436	700	86.731	710	85.567	720	85.597	730	86.610	740	87.972	750	88.420
760	87.746	770	86.605	780	86.115										

由專業、公正之眼鏡工會所做的檢驗報告，本產品通過歐盟 EN 1836 標準的各項檢測

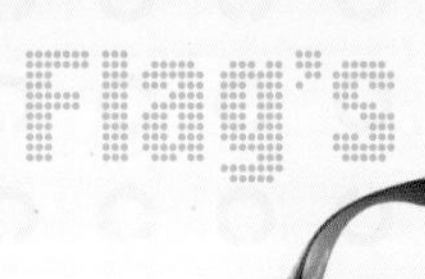
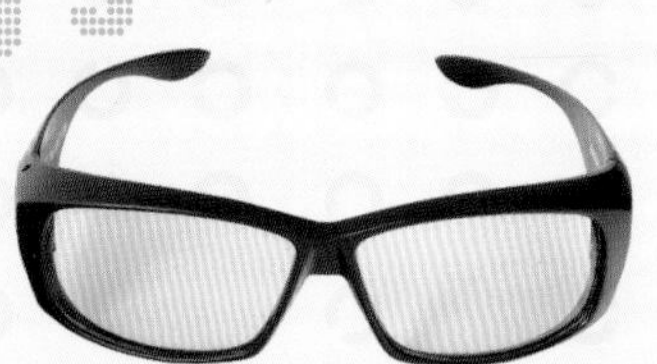
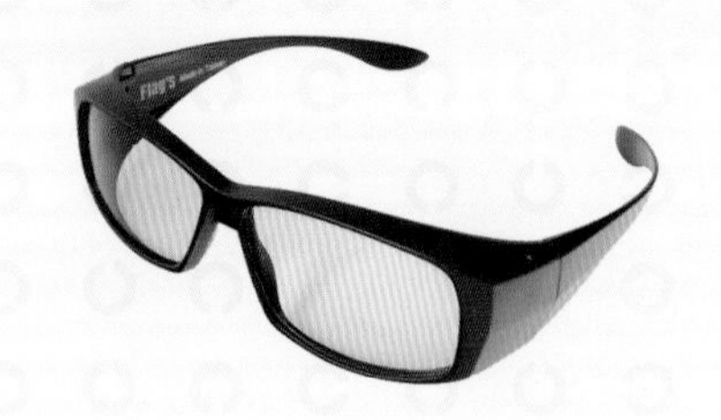
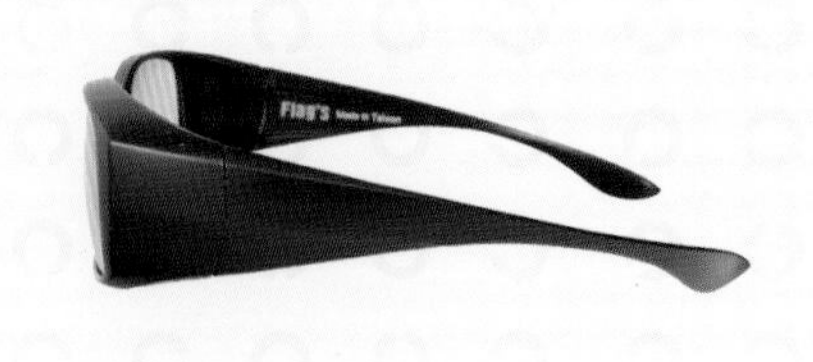

作　　者／施威銘研究室
發 行 所／旗標科技股份有限公司
　　　　　台北市杭州南路一段15-1號19樓
電　　話／(02)2396-3257(代表號)
傳　　真／(02)2321-2545
劃撥帳號／1332727-9
帳　　戶／旗標科技股份有限公司
總 監 製／施威銘
行銷企劃／陳威吉
監　　督／楊中雄
執行企劃／陳怡先
執行編輯／陳怡先
美術編輯／張家騰・林美麗・薛詩盈
封面設計／古鴻杰
校　　對／陳怡先
校對次數／7 次

行政院新聞局核准登記-局版台業字第 4512 號